DE LA

PHTISIE PULMONAIRE

SON TRAITEMENT LOCAL

par les inhalations antiseptiques et gazeuses d'essence
de térébenthine iodoformée ou iodolée

PAR

Le Docteur DELTHIL

Lauréat de la Faculté
Lauréat de l'Académie de Médecine
Lauréat de l'Institut
Ancien Président de la Société de médecine de Paris
Officier d'Académie

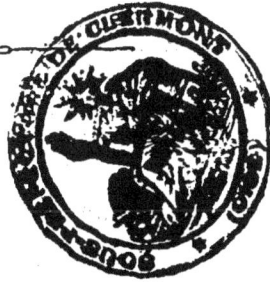

CLERMONT (OISE)

IMPRIMERIE DAIX FRÈRES

3, PLACE SAINT-ANDRÉ, 3

—

1892

DU MÊME AUTEUR

Traitement des fractures du tiers supérieur de la cuisse, par la position du membre dans l'abduction pour lutter contre la déviation angulaire et le raccourcissement (1869), (*Mémoire récompensé par la Faculté*).

De la maladie dite du quinquina chez les ouvriers préparant le sulfate de quinine. — Roséole quinique. — Propriétés emménagogues et abortives du sulfate de quinine. — Son utilité dans l'accouchement (1871).

Observation de chromidrose (1874).

Relation d'une épidémie de typhus sporadique (1876).

De l'ulcération diphtéroïde de la coqueluche. — Sa valeur. — Mémoire lu à l'Académie de médecine, le 5 avril 1879.

Dangers de l'emploi de l'alun dans les préparations culinaires. Mémoire lu à l'Académie de médecine, le 26 juillet 1881.

De la dilatation du phimosis diabétique au moyen de l'éponge préparée (1881).

De la cystocèle vaginale. — Sa guérison sans opération par l'application simultanée de la sonde de Sims dans la vessie et d'un ballon à air dans le vagin (1881),.

Du rôle de la femme dans les sociétés de secours et en particulier dans les ambulances. — Conférence faite à l'Association des Dames françaises (1882).

Le Médecin à différentes époques. — De la renaissance de la médecine dans le Blésois (1883).

Étude historique sur les fous, en titre d'office sous la royauté, et en particulier des Blésois, Nago et Triboulet (1883).

Du traitement de la diphtérie par la combustion d'un mélange d'essence de térébenthine et de goudron de gaz (1884). — Mémoire lu en séance publique à l'Académie de médecine (*et récompensé par l'Académie*).

Analogie de la diphtérie de l'animal avec celle de l'homme. — Sa transmissibilité de l'un à l'autre. Mémoire lu à l'Académie de médecine (1888).

Trachéotomie. — Conséquences opératoires. — Auto-inoculation ou résorption des toxines. — Traitement local post-opératoire (1890).

Traité de la diphtérie (1891) avec préface du professeur VERNEUIL. — Ouvrage de 700 pages. — Doin, éditeur, 8, place de l'Odéon. — *Ouvrage récompensé par l'Institut de France.*

DE LA

PHTISIE PULMONAIRE

SON TRAITEMENT LOCAL

*par les inhalations antiseptiques et gazeuses d'essence
de térébenthine iodoformée ou iodolée*

PAR

Le Docteur DELTHIL

Lauréat de la Faculté
Lauréat de l'Académie de Médecine
Lauréat de l'Institut
Ancien Président de la Société de médecine de Paris
Officier d'Académie

CLERMONT (OISE)

IMPRIMERIE DAIX FRÈRES

3, PLACE SAINT-ANDRÉ, 3

—

1892

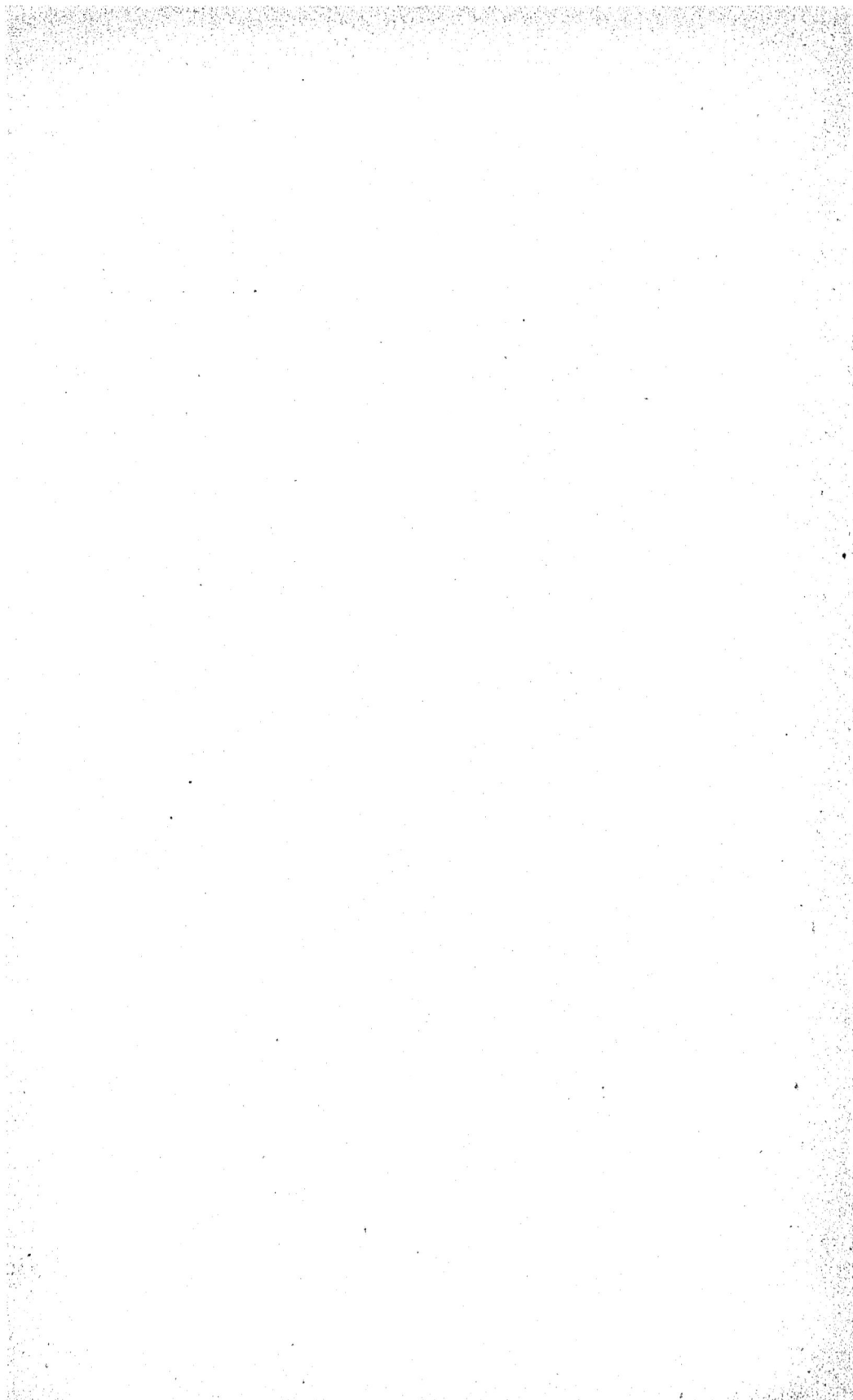

TRAITEMENT ANTISEPTIQUE LOCAL

DE LA

PHTISIE PULMONAIRE

Par les inhalations gazeuses d'essence de térébenthine iodoformée ou iodolée.

La tuberculose, que son évolution soit torpide avec quelques périodes de trêve, ou à marche précipitée, représente le type le plus complet des maladies infectieuses.

Partant cette affection devait, avec les indications nouvelles de la microbiologie, inspirer l'idée de saturer l'organisme d'agents antiseptiques.

En ce qui a trait aux localisations tuberculeuses des poumons, des bronches, de la trachée ou du larynx, la thérapeutique a mis à contribution toutes les voies d'absorption ; mais par une étrange contradiction, *la voie pulmonaire* a été la plus délaissée, bien qu'elle soit la plus naturelle, la plus vaste et la plus directement accessible.

Le but de ce travail est de tendre à démontrer qu'il faut, dans la phtisie pulmonaire, *essayer d'obtenir l'aseptie directe des voies respiratoires, c'est-à-dire chercher à mettre en contact immédiat la lésion infectieuse avec l'agent stérilisant* et cela à la faveur d'échanges gazeux ; à la condition expresse toutefois que les agents choisis, bien que doués d'énergiques propriétés antiseptiques sur les cellules pathogènes, soient peu toxiques pour l'ensemble de l'organisme.

Ce procédé de traitement est rationnel, pratique, et il est la conséquence logique des lois mêmes de la physiologie.

En effet, après la muqueuse du tube digestif, celle qui se prête le mieux aux échanges n'est-elle pas la surface épithéliale des voies respiratoires ? Il faut noter que là, les échanges s'accomplissent essentiellement à l'état gazeux et que l'absorption des substances volatiles s'y fait directement, sans transformation et sans intermédiaire.

Dans le tube digestif, au contraire, la fixation en nature des médicaments ingérés est, dans quelques cas, plus ou moins douteuse, ils y subissent quelquefois des décompositions et des oxydations. La chimie biologique nous démontre sur ce point que tel produit qui, *in vitro*, paraît avoir une action bien définie, une fois ingéré, n'arrive, *in loco dolenti*, trop souvent que modifié et parfois neutralisé en tout ou partie ; or, précisément beaucoup d'antiseptiques perdent une partie de leur activité après leur introduction dans les voies digestives. Mais ajoutons aussi que souvent ils sont caustiques et amènent l'intolérance et que parfois leur propriété stérilisante peut produire dans l'estomac une action fâcheuse sur les ferments digestifs, ferments qu'on ne saurait pourtant trop respecter dans une maladie consomptive ou l'alimentation devient le principal auxiliaire du traitement.

Dans les voies respiratoires, à l'inverse de ce qui se passe dans le tube digestif, la pénétration des substances antiseptiques gazeuses est immédiate, directe, certaine et elle s'opère sur l'étendue la plus considérable de l'économie ; en effet, on sait que l'on peut évaluer la *surface de l'arbre aérien à deux cents mètres carrés*.

L'épithélium qui tapisse le larynx, la trachée, les bronches et les alvéoles des poumons a, dans le but de favoriser les échanges gazeux, été doté d'une extrême délicatesse ; enfin, grâce à la contractilité des tissus, l'absorption, aidée d'une pression légèrement supérieure à celle de l'air ambiant, s'y fait avec rapidité. Les gaz inhalés sont presque instantanément introduits dans la circulation, qu'ils soient toxiques et foudroyants comme l'oxyde de carbone ou bienfaisants comme l'oxygène.

C'est en m'appuyant sur ces lois indiscutables de physiologie que, depuis vingt ans, je poursuis mes recherches sur les inhalations tant pour le traitement de la diphtérie que pour celui de la tuberculose pulmonaire, des bronchorrhées et des laryngites infectieuses, et je viens aujourd'hui, Messieurs, soumettre à votre haute appréciation des faits qui m'ont semblé mériter quelque intérêt étant donnés les résultats obtenus.

J'ai placé au premier rang des antiseptiques non toxiques à employer dans le traitement des maladies infectieuses de l'arbre aérien, les *oléo-résines*, à cause de leurs propriétés volatiles gazeuses, propriétés si connues empiriquement que c'est pour cette raison que l'on a de tout temps envoyé les malades à Arcachon respirer les émanations résineuses créosotées des bois de sapin.

Je préfère dans la phtisie l'action directe des oléo-résines à l'état *gazeux* à l'introduction dans l'organisme de leurs sous-produits *liquides* créosotes ou gaïacols, obtenus par la calcination des goudrons végétaux ou de ceux de houille, parce que ces derniers doivent être ingérés dans le tube digestif ou injectés dans le sang et qu'ils n'agissent en conséquence que médiatement dans les localisations pulmonaires.

De plus, ces produits liquides de laboratoire ne renferment chimiquement qu'une partie des éléments constituants des huiles essentielles.

J'ajouterai que les créosotes, qu'elles proviennent du sapin, du mélèze, du hêtre, de l'eucalyptus, du gaïac etc., ou de tout autre essence résineuse, voire même des goudrons extraits de la houille, sont très variables de composition suivant leur mode d'extraction.

On peut même sans hésitation ajouter que la créosote est un produit encore mal défini, que ce n'est pas une véritable espèce chimique, et il en est de même du gaïacol très en faveur en ce moment.

S'il en est ainsi, pourquoi, pour l'aseptie pulmonaire, ne pas préférer les essences brutes non toxiques qui contiennent l'ensemble des produits utiles, qui agissent rapidement à l'état gazeux, qui s'assimilent facilement sans l'intermédiaire d'instruments délicats, sans causer de douleur, de fatigue, ou d'intolérance chez le malade, et qui, point à considérer, sont à la portée de tous, à la ville comme à la campagne, sans grands frais.

La *créosote* la plus active est celle que l'on produit par la combustion directe des bois résineux ou de leurs huiles essentielles fraîches, comme je l'obtiens directement devant le malade dans mes fumigations pour la diphtérie.

Là, en effet, le dégagement des *créosotes*, *des benzines*, de *l'acide pyroligneux* se fait avec toute son activité et produit son action directe à l'état gazeux et avec une haute thermalité. Ce procédé est si particulièrement remarquable au point de vue antiseptique qu'il a été de temps immémorial empiriquement employé par l'industrie pour le fumage ou boucanage des viandes et le saurissage des poissons dans le but d'assurer la conservation et l'imputrescibilité de ces matières azotées albuminoïdes si essentiellement fermentescibles.

Telles sont les raisons qui m'ont engagé à persévérer dans l'emploi des huiles essentielles volatiles dans le traitement de la phtisie.

Pour compléter son traitement local antiseptique et le rendre encore plus actif, j'ai cherché à associer intimement à ces huiles essentielles un autre produit notoirement connu par son action anti-tuberculeuse, *l'iode ou plutôt ses dérivés non irritants, l'iodoforme ou l'iodol* ; ce choix m'a paru tout indiqué, car ces iodures alcalins sont employés avec avantage dans le traitement de certaines tuberculoses, locales et osseuses ; il s'agissait alors, pour justifier cette addition, de démontrer que ce produit, à l'instar des huiles essentielles, est entraîné dans l'économie, et sur ce point l'analyse de l'urine nous a démontré, à M. *Jolly* et à moi, comme je vais l'indiquer, que l'absorption est assurée.

L'action simultanée de ces deux substances sur le bacille de la tuberculose est curieuse ; j'ajoute que leurs effets sur l'organisme humain sont exempts de toxicité et que ces inhalations sont facilement supportées pendant un temps plus ou moins long que je pousse quelquefois en plusieurs séances jusqu'à une durée de quatre heures par jour.

Voici le procédé que j'emploie :

Dans un flacon inhalateur de la capacité d'un litre de l'une des formes ci-contre :

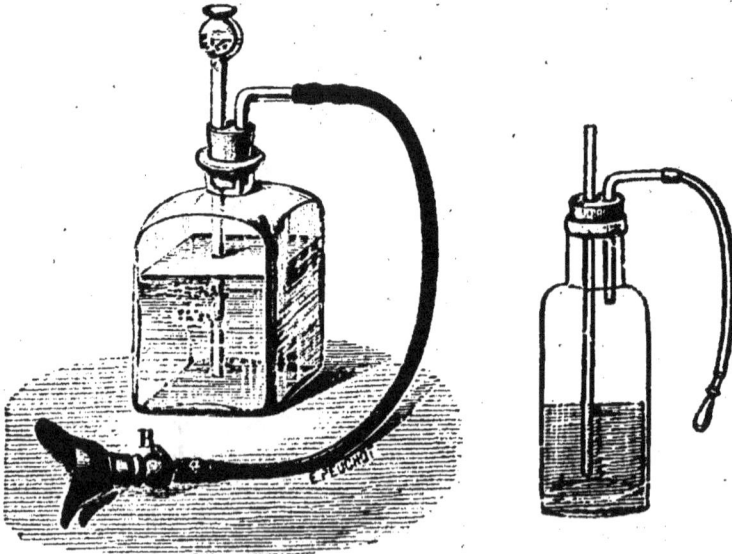

J'introduis l'un des mélanges suivants :

Essence de térébenthine.	350 g.	ou Essence de térébenthine.	350 g.
Essence d'aspic..........	100 g.	» Essence d'aspic..........	100 g.
Iodoforme...............	8 à 10 g.	» Iodol...................	8 à 10 g.
Ether sulfurique..	20 g.	» Ether sulfurique.	20 g.

Je fais renouveler tous les dix jours le mélange, je recommande de boucher les orifices des tubulures dans l'intervalle des inhalations.

Ces aspirations peuvent être prolongées pendant 4 heures par jour en séances de 15 à 20 minutes ; elles doivent être faites matin et soir et dans la journée à plusieurs reprises, surtout après les promenades au dehors.

On peut aussi avec avantage tiédir le mélange à inhaler dans le but d'augmenter le dégagement gazeux dans la chambre d'air, et d'ajouter le bénéfice, pour l'absorption, d'une haute thermalité ; pour cela, on plonge le flacon inhalateur dans un bain-marie à 30°.

Enfin on peut, pour activer le dégagement iodé, ajouter tous les deux jours un gramme d'iodoforme ou d'iodol dans le liquide.

L'essence de térébenthine dissout l'iodoforme ou son congénère l'iodol en incorporant au mélange un peu d'éther ; j'ajoute de l'essence de lavande commune, dite d'aspic, comme désodorisant de l'iodoforme.

J'emploie parfois l'iodol qui n'a pas d'odeur et par suite n'incommode pas les malades, mais quand il s'agit de produire une action énergique, il est préférable de se servir d'iodoforme, qui est un composé moins stable.

La combinaison gazeuse est entraînée dans l'organisme, comme le prouvent les analyses qui ont permis de retrouver l'iode dans l'urine (1) ; sous l'influence de ces deux puissants

---

(1) *Procédé de M. Jolly pour rechercher l'iode dans l'urine après les inhalations d'essence de térébenthine iodoformée.*

Si nous jugeons à propos d'intercaler dans notre travail le procédé dont s'est servi M. *Jolly* pour rechercher l'iode, c'est qu'il nous paraît avoir été mis à la portée de tous les praticiens par sa technique. Pour obtenir le chlore, réactif essentiel qui met l'iode en liberté, l'auteur fait usage d'une solution concentrée d'hypochlorite de chaux que l'on peut se procurer facilement et qui est d'une bonne conservation, et d'acide chlorhydrique. Par l'action de l'acide chlorhydrique sur l'hypochlorite, le chlore de chacun des deux corps est mis en liberté, une partie agit sur le composé ioduré et l'autre forme du chlorure de calcium soluble. Comme empois d'amidon, on peut utiliser le glycérolé d'amidon.

Dans un flacon de 125 gr., on met 100 cent. cubes d'urine, 2 ou 3 cent.

agents, *la créosote et l'iode*, les tubercules et leur cortège bacillaire sont modifiés, les poumons sont aseptisés sans être enflammés, ce qui est capital, car leur épithélium est si délicat qu'il s'hypertrophie et prolifère facilement si les substances employées sont irritantes.

Examinons maintenant quel peut être le mode d'action de ces substances sur les bacilles.

Toutes les cellules organiques animales, qu'elles soient normales ou pathogènes, sont constituées par une substance albumineuse dite protoplasma qui contient des granulations dont on constate les déplacements ; puis, à côté de l'albumine, on rencontre de l'eau et un corps gras dans un état de combinaison intime avec l'eau et l'albumine de la cellule.

L'action des huiles essentielles iodoformées, en contact immédiat à l'état gazeux avec la cellule pathogène, en modifie considérablement les conditions de vitalité, tout d'abord en vertu de la *propriété si caractéristique et bien spéciale des huiles essentielles et des créosotes de coaguler l'albumine*, les granulations sont, sous cette action, immobilisées par la coagulation de l'albumine du protoplasma, puis les huiles essentielles viennent adjoindre leur *dégagement d'ozone* et enfin leur *propriété de solubilité sur le corps gras*, réserve nutritive de la cellule.

D'autre part, l'iode entraîné vient ajouter à son tour *son action antiseptique* bien connue sans déterminer d'intolérance ou de causticité, et il forme avec l'ozone des essences un

---

cubes de solution d'hypochlorite et on délaye un petit grumeau de glycérolé d'amidon ; au mélange on ajoute une vingtaine de gouttes d'acide chlorhydrique, on ferme, on agite et on laisse reposer. Quand il y a beaucoup d'iode, la coloration bleue du liquide apparaît immédiatement ; s'il n'y en a que des traces, c'est quand l'empois d'amidon est reposé qu'il apparaît avec une teinte bleue.

On peut encore constater la présence de l'iode par le moyen suivant : dans le procédé précédent, on remplace l'empois d'amidon par 5 ou 6 cent. cubes de benzine qui surnage et l'on agite à plusieurs reprises, mais moins énergiquement afin de ne pas trop émulsionner la benzine, ce qui retarderait sa séparation. L'iode mis en liberté est dissout par la benzine qu'il colore en un violet plus ou moins intense, selon la quantité.

Quand on met de l'iodoforme dans l'appareil inhalateur, on constate franchement la présence de l'iode dans l'urine au bout de 3 ou 4 jours.

Avec l'iodol dans les mêmes conditions, on trouve seulement des traces d'iode. Cela tient très probablement à une plus grande stabilité du composé iodé.

composé d'*iodozone* analogue à celui que l'on retrouve dans l'air marin.

Les bacilles tuberculeux, sous l'influence de ces inhalations, doivent en grand nombre se momifier dans le tissu conjonctif ou tomber en déliquium dans les crachats, car ils deviennent de plus en plus rares, et l'expectoration tend à disparaître.

Dans tous les cas, vous pourrez, Messieurs, observer sous le champ du microscope, comme nous l'avons vu avec M. *Jolly*, qu'ils subissent des modifications sur lesquelles il est intéressant d'appeler l'attention.

De sa forme normale en bâtonnet, le bacille passe, en cinq ou six jours, à une forme olivaire dont les dimensions sont à peu près les suivantes :

Leur longueur est d'environ la moitié de celle du bâtonnet et leur largeur un peu plus du double de ce même bâtonnet, de sorte que l'olive revêt une forme allongée.

La vitalité du bacille a donc été certainement altérée, puisque sa forme a été considérablement modifiée, n'est-il pas naturel d'en induire encore que son activité fonctionnelle et nutritive a été touchée et par suite sa nocivité diminuée ?

J'ajouterai incidemment que mon traitement permet de réserver presque exclusivement la voie stomacale pour la suralimentation, et qu'il est compatible avec l'ensemble des autres moyens hygiéniques et médicamenteux utilisés dans le traitement de cette maladie ; il ne constitue, en fait, qu'une addition bienfaisante : l'aseptie directe des cavités respiratoires.

Comme conséquence de ce traitement, vous observerez tout d'abord l'arrêt de déchéance de l'organisme ; rapidement, l'expectoration devient plus facile, pour se ralentir au point de se supprimer presque totalement.

En quelques jours, la toux légèrement excitée au début des inhalations pendant la période d'accoutumance diminue de fréquence et s'atténue suffisamment pour permettre bientôt au malade de reposer la nuit, ce qui n'est pas sans avantage pour réparer l'épuisement nerveux et favoriser l'alimentation.

L'appétit ne tarde pas à se relever, et le malade cesse de se cachectiser, souvent il augmente sensiblement de poids.

Sous l'influence du coup de fouet moral qu'éprouve le phtisique en constatant l'amendement des symptômes les plus graves, il retrouve le calme de l'esprit, la gaîté et l'espoir renaissent avec l'amélioration.

La cessation ou la diminution très appréciable de l'expectoration prouve que je réalise par cette méthode une aseptie presque parfaite et si, ce que nous ne pouvons encore espérer nous n'obtenons pas une guérison complète, nous pouvons avancer que *nous fournissons au malade une survie relativement considérable* par rapport aux autres procédés de traitement et que, dans tous les cas, les lésions énergiquement traitées dès leur début pourront guérir bien plus souvent, en ne laissant pas les cas simples s'aggraver.

Les considérations ci-dessus énoncées et les résultats obtenus concernant la diminution des symptômes les plus objectifs de la phtisie, la trève des accidents, l'amélioration prolongée, la survie accordée au malade par l'aseptie locale presque complète me conduisent à penser qu'étant donné que, dans certains cas, la terminaison bien que différée, restant fatale, il doit y avoir dans la tuberculose un facteur qui nous échappe encore, que le bacille ne saurait en être tenu pour l'agent exclusif ; j'inclinerais même à croire que ces micro-organismes sont plutôt les vecteurs de diffusion de la maladie qui activent la déchéance organique.

C'est du reste ce qu'on observe dans les espèces végétales quand des myriades de micro-organismes végétaux ou animaux les envahissent, absorbant le reste de leur sève alors que ces arbres sont stérilisés dans leur alimentation ; or, si tout malades qu'ils sont, vous les transportez à temps dans un terrain favorable, vous les voyez renaître puis se débarrasser des parasites qui les détruisaient.

Enfin on ne trouve bien souvent les microbes que tardivement, alors que les manifestations tuberculeuses sont déjà graves ; on ne peut donc encore sur ce point mettre en cause exclusive l'action secondaire de leurs toxines. Il reste évidemment un gros inconnu, un grand point d'interrogation et tous ceux qui veulent observer sans parti pris les phases de cette cruelle maladie l'admettront avec moi ?

Quoi qu'il en soit, depuis ces huit dernières années, de nombreux faits heureux ayant attiré l'attention de plusieurs médecins sur ma méthode, je me suis fait un devoir de la rendre publique, et d'indiquer aussi clairement que possible, la technique à suivre.

Tous ceux de mes confrères qui reconnaissent en le déplorant l'insuffisance des moyens employés pour combattre la plus redoutable des maladies qui déciment l'espèce humaine trouveront qu'en raison des résultats signalés, ce nouveau mode de traitement mérite d'être pris en considération, d'abord parce qu'il ne présente aucun danger, et qu'il n'est ni douloureux ni fatigant et qu'il peut sans frais et sans instruments s'appliquer partout à la ville comme à la campagne.

Quelques médecins, je n'en doute pas, en feront l'expérimentation, ne serait-ce que dans les cas extrêmes où, découragés, ils n'ordonnent que des médicaments stériles et en sont réduits à ne prodiguer que des consolations banales.

CONCLUSIONS.

Dans le traitement de la phtisie pulmonaire :

1° Il est physiologiquement indiqué de chercher à obtenir l'aseptie directe des localisations pulmonaires, au moyen d'échanges gazeux antiseptiques non toxiques.

2° Les huiles volatiles de térébenthine iodoformées ou iodolées semblent répondre à ce desiderata.

3° Leur absorption est certaine car on retrouve dans l'urine la présence de l'iode entraîné avec les huiles essentielles.

4° Sous l'influence de ces inhalations la sécrétion et la toux diminuent, l'appétit se relève, le processus morbide se ralentit amenant une trêve des accidents et on obtient une survie souvent inespérée.

5° Ce traitement n'est point exclusif, il permet d'utiliser les moyens alimentaires médicamenteux et hygiéniques préconisés dans cette maladie.

Clermont (Oise). — Imprimerie Daix frères, 3, place Saint-André.

OUVRAGES ET PUBLICATIONS ÉDITÉS PAR LA SOCIÉTÉ

DU

JOURNAL DE MÉDECINE DE PARIS

OUVRAGES

Le Formulaire des médicaments nouveaux, 1000 formules usuelles portant sur les médicaments et les médications nouvelles. Un vol. in-8° de 36o pages. Prix : 4 fr. Pour nos abonnés : 3 fr.

Étude médico-légale sur les assurances sur la vie et le Secret médical. Un vol. in-12, par le Dʳ Lutaud. Paris 1887, Steinheil. Prix : 2 fr.

Guide administratif du médecin-accoucheur et de la sage-femme, par M. Louet, un vol. in-12. Prix : 3 fr.

Étude sur la Prophylaxie de la syphilis et la Réglementation de la Prostitution à Paris. Rapport adressé à M. le Préfet de Police par le Dʳ Le Pileur, médecin de Saint-Lazare. Un vol. in-8° sur papier de luxe. Prix : 2 fr.

La traite des blanches à Londres et Paris, par le Dʳ Minime, contenant outre la reproduction *in extenso* des articles de la *Pall Mall Gazette,* sur les *Scandales de Londres* qui ont étonné l'Europe, des *Commentaires sur la Prostitution en France et en Angleterre,* un vol. in-12 de 35o pages. Prix : 3 fr. 5o.

Le Parnasse hippocratique, Recueil de 3oo pièces de vers dont plusieurs sont inédites, sur des sujets graves ou légers se rattachant de près ou de loin à la médecine. Tous les genres y figurent, hors le genre ennuyeux, et le Dʳ Minime, qui est l'auteur de cette collection, a pris pour devise : *Le rire est salubre.* Un vol. in-12 avec eau forte d'Esculier. Prix : 3 fr. 5o.

La rage et M. Pasteur, études cliniques et critiques sur la méthode thérapeutique de l'école normale, par le Dʳ Lutaud. Un vol. in-12. Prix : 3 fr. 5o.

Étude sur les hôpitaux d'isolement appliquée au traitement et à la prophylaxie de la variole et autres maladies contagieuses. Un vol. gr. in-8° de 3oo pages, avec 45 planches coloriées, par les Dʳˢ Lutaud et Douglas-Hogg. Paris 1886. Prix : 12 fr.

L'Obstétrique et la Gynécologie en 1889, revue annuelle des travaux français et étrangers, publiée sous la direction du Dʳ A. Lutaud. Un vol. in-8° de 5oo pages. Prix : 5 fr.

La Thérapeutique médico-chirurgicale en 1889, revue annuelle des travaux français et étrangers, publiée sous la direction du Dʳ Paul Rodet. Un vol. in-8° de 5oo pages. Prix : 5 fr.

Leçons de Gynécologie opératoire professées en 1888 par MM. Vulliet, professeur à la Faculté de Genève, et Lutaud, médecin de Saint-Lazare. Un vol. in-8° avec 15o fig. dans le texte. Paris, 2ᵉ édition. Prix : 10 fr.

Cet ouvrage contient le manuel opératoire de toutes les opérations gynécologiques introduites dans la thérapeutique chirurgicale pendant ces dernières années.

Ces ouvrages sont envoyés franco contre mandat ou timbres-poste adressés à M. JOURDAIN, 35, boulevard Haussmann, Paris. Réduction de 25 % pour les abonnés des publications périodiques dont les noms suivent :

PUBLICATIONS PÉRIODIQUES

Journal de médecine de Paris, paraissant tous les dimanches et formant chaque année un vol. in-4° d'environ 1,000 pages. Rédacteur en chef : M. le Dʳ A. Lutaud. Prix de l'Abonnement pour l'Union postale. 20 fr.

Revue obstétricale et gynécologique publiée sous la direction de MM. les professeurs Vulliet et Lutaud, à l'usage des médecins praticiens, un nᵒ par mois avec gravures. Prix de l'abonnement pour l'Union postale. 5 fr.

Répertoire de thérapeutique médico-chirurgicale, à l'usage des médecins-praticiens, publié sous la direction du Dʳ Ch. Bovet, de Pougues, un nᵒ par mois. Prix de l'abonnement annuel. 5 fr.

Le Formulaire, Revue des médicaments nouveaux, publiée par cahiers mensuels, contenant toutes les nouvelles formules. Recueil exclusivement pratique, publié par le Dʳ Louis Rogers. Prix de l'abonnement annuel. 3 fr.

Bulletin et mémoires de la Société obstétricale et gynécologique de Paris, 10 nᵒˢ par an avec planches. Prix de l'abonnement. 8 fr.

On s'abonne par l'envoi de timbres ou mandat postal à l'adresse de M. JOURDAIN, 35, boulevard Haussmann, Paris. Nᵒ spécimen envoyé gratuitement sur demande

www.ingramcontent.com/pod-product-compliance
Lightning Source LLC
Chambersburg PA
CBHW050429210326
41520CB00019B/5852